AF300848

Meine verdeckte Narzisstische Mutter und ich

Es ist nie zu spät, in seinem Leben, Klarheit über gewisse Herausforderungen zu gewinnen. Das Bewusst-sein über deine Erfahrungen ist ein wichtiger Schritt zur persönlichen Heilung. Wenn du dich dazu entscheidest, darüber zu schreiben, oder zu sprechen könnte das nicht nur dir helfen, sondern auch anderen Menschen, die sich in ähnlichen Situationen befinden. Meine Geschichte könnte eine Quelle der Inspiration und Unterstützung sein. Mir ist wichtig zu erwähnen das dieses Buch meine Mutter nicht an den Pranger stellen soll. Sie hatte nach ihrer Erzählung eine schwierige Kindheit. Ihre Mutter, also meine Oma war ein Kriegskind. Als sie meine Mutter 1955 gebar war sie auf sich allein gestellt. Unter der damaligen Zeit und schwierigen Situation, musste sie alleine ohne familiäre und finanzielle Unterstützung, für sich und meine Mutter sorgen. Dies führte dazu, dass meine Mutter als Baby, Kleinkind bis hin, zum Teenager in Kinderheimen und

Pflegefamilien ihre Kindheit verbringen musste. Liebe, Schutz, Geborgenheit und Fürsorge fehlten mit Sicherheit völlig, vermutlich der Grund das bei ihr Traumata (psychische Ausnahmesituation) ausgelöst hat. Verständnis und Mitgefühl für ihre damalige traurige Situation hatte ich immer, rechtfertigt aber keineswegs ihr Verhalten uns Kindern gegenüber.

Verdeckter Narzissmus ist ein subtileres, weniger offensichtliches Muster von narzisstischem Verhalten. In solchen Fällen können bestimmte Merkmale eines narzisstischen Persönlichkeitstyps aufweisen, aber ihre Tendenzen sind möglicherweise besser
verborgen. Diese Merkmale konnte ich bei meiner Mutter auch finden.

Meine Intention dahinter ist: Erkenntnis, Verarbeitung für mich, vielleicht für meine Geschwister, für DICH oder wenn auch nur ein Leser, der selbst betroffen ist, dadurch geholfen werden kann sich aus der energieraubenden Situation zu lösen, dann hat es sich für diese eine Seele von Herzen gelohnt.

Vermutlich war dies auch der Grund, dass ich niemals liebevolle Momente, zwischen meiner Mutter und meiner Oma gesehen habe. Meine Oma war sehr ehrlich und hat kein Blatt vor den Mund, genommen. Auch auf die Gefahr hin, dass sie damit viele Menschen verletzte.
Vermutlich war meine Oma auch Narzisst.

Es gibt Hinweise darauf, dass Narzissmus oft aus bestimmten Erziehungsstilen und familiären Umgebungen resultieren kann. Eltern von Narzissten können verschiedene Erziehungsstile haben, die zur Entwicklung narzisstischer Persönlichkeitsmerkmale beitragen z.B. Elterliche Vernachlässigung und emotionale Kälte. Kinder, die emotionale Vernachlässigung oder emotionale Kälte von ihren Eltern erfahren, können ein tiefes Bedürfnis nach Anerkennung und Bewunderung entwickeln, um das emotionale Loch zu füllen.

Es ist jedoch wichtig zu beachten, dass nicht alle Kinder, die in solchen Umgebungen aufwachsen, zwangsläufig narzisstische Persönlichkeitsstörungen entwickeln. Man sagt die Entstehung von Narzissmus ist komplex und wird von einer Vielzahl von Faktoren beeinflusst, einschließlich genetischer, biologischer und umweltbedingter Einflüsse.

Der verdeckte Narzissmus, auch als „vulnerabler" (geprägt von depressiven Stimmungen, Scharm und Anspannung, weshalb er zunächst untypisch wirkt. Betroffenen fällt es schwer, sich in ihre Mitmenschen hineinzuversetzen) oder "covert" (Menschen werden meist nicht so schnell als Narzissten erkannt, da sie extrem verletzlich, schüchtern und Hypersensibel sind.) Narzissmus" bezeichnet, ist eine subtilere und weniger offensichtliche Form des

Narzissmus im Vergleich zum offenen oder grandiosen Narzissmus. Dies gilt es erstmal zu erkennen.

Lange Zeit fühlte sich die Beziehung zu meiner Mutter als „normal" an. Wieso auch nicht, ich wurde da hineingeboren und wuchs damit auf, mir kam nicht in den Sinn, dass dieses Verhalten nämlich nicht „normal" ist. Viele Jahre hatte ich keine Ahnung, bis ich ein Alter erreicht hatte oder ich würde eher vermuten, dass ich eine spirituelle Entwicklung durchlebte die mir ganz klar zeigte, dass so eine Mutter-Kind-Beziehung NICHT
normal ist. Später bemerkte ich, dass es nicht nur mich betroffen hatte, sondern alle die mit
ihr in Ihrem Umfeld lebten. An Umarmungen in meiner Kindheit kann ich mich kaum erinnern. Entschuldigungen dafür gab ich mir selbst mit der Begründung, dass sie es mit 5 Kindern und einem Haus, später dann ohne unseren Vater sicher nicht einfach war. Das muss man physisch,

psychisch und finanziell erstmal
stemmen können und dies hat sie.
„Chapeau!" und das meine ich ehrlich.

Beruflich konnte man sie wirklich
bewundern. In Ihrem sozialen Beruf
konnte man ihr fachlich kaum das
Wasser
reichen. Typisch für den verdeckten
Nazismus ist es im Nachhinein
interessant zu wissen, wie meine Mutter
in der häuslichen Altenpflege
professionell und beliebt war. Ihre
berufliche Seite war deutlich, aber auf
der persönlichen Ebene gab es
Unterschiede, die möglicherweise
weniger offensichtlich waren.
Interessant ist, dass man den
verdeckten Narzissmus sehr häufig in
sozialen Berufen findet, da dort durch
Hilfsbereitschaft sowie scheinbar
selbstloses Verhalten, ein garantiertes
Lob, lebensnotwendige
Anerkennung und Bewunderung für den
verdeckten Narzissten. Jedoch der
Schein trügt hier, hinter verschlossenen
Türen bei der Familie oder in

Partnerschaften, fehlt die Empathie fast völlig. Sie interessieren sich nicht für die Gefühle von anderen und sind nicht in der Lage zu lieben. Deshalb ist es für uns Betroffene sehr schwer dies selbst zu erkennen.

Wenn man die Erkenntnis nach meistens langer Zeit erfahren hat, ist es schwer Hilfe im Außen zu finden, da durch die so soziale Selbstinszenierung des Narzissten das Umfeld häufig an der Glaubwürdigkeit der Opfer zweifelt.

Im Alter von 47 Jahren bemerkte ich immer öfters das ich mich in der Gegenwart meiner Mutter nicht wohl fühlte. Mir viel auf das mich in ihre Gegenwart beengte und mir die Luft zum Atmen immer schwerer viel und in mir ein Unwohlsein verursachte. Der Wunsch nicht in ihrer Nähe zu sein wurde immer intensiver.

Da ich schon immer interessiert war über den Tellerrand zu schauen, zu

hinterfragen ob auch nicht
wissenschaftlich widerlegtes
möglich ist, hatte viele Gedanken im
Kopf. Durch mein Interesse an
spiritueller Entwicklung wurde ich
feinfühliger und mir wurde vieles
bewusster. Dies führte nicht nur dazu,
dass ich mich entschied, kein Fleisch
mehr zu konsumieren, sondern auch
aufmerksamer mich und meine Umwelt
wahrzunehmen.
Negative Energien, die von Menschen
ausgingen, bemerkte ich eher als früher.
Unter anderem führte dies zur
Erkenntnis, wenn auch sehr spät, dass in
der Beziehung zu meiner Mutter etwas
nicht stimmte.

Recherchen im Internet führte mich zum
Narzissmus. Viele Fragen die ich zu
diesem Thema hatte wurden für mich
nicht zufriedenstellend beantwortet. Bis
ich endlich durch einen „Zufall" auf den
„verdeckten Narzissmus" stieß. Diese
Art des Narzissmus ist eher verborgen
wird dadurch nicht oder spät erkannt.
Das Thema Verdeckter Narzissmus in

Bezug auf Mutter und Kinder scheint
nicht sehr verbreitet zu sein. Das war für
mich der Grund meine Erkenntnisse auf
Papier zu schreiben, mit der Hoffnung
das Menschen die sich in ähnlichen
Situationen stehen dies zu erkennen
und sich befreien mögen.

Gespräche mit meinen Geschwistern,
von denen ich nur noch mit meinen
beiden jüngeren Brüdern Kontakt hatte
verdeutlichten, dass unsere schwierige
Kindheit möglicherweise auch
Auswirkungen aus besagten Gründen
auf uns hatte.
Dieser Prozess brachte eine tiefe
Selbstreflexion und Verständnis für
familiäre Dynamiken mit sich. Mehr und
mehr wurde mir klar, dass ich mit
meiner Vermutung recht hatte und dass
gewisse Verhaltensweisen, Reaktionen
bzgl. meiner Mutter nicht „normal"
waren.
Es ist wohl nicht ungewöhnlich, dass
Erinnerungen an die Kindheit
fragmentiert sind. Manchmal kommen

die Erinnerungen nur in Bruchstücken
zurück.
Einige Situationen aus meinem Leben
zähle ich auf um zu veranschaulichen.

Mit einer der ersten Erinnerung als Kind
ist, dass ich eine Puppe in der Hand hielt
und verzweifelt versuche sie
anzuziehen, während ich
Schwierigkeiten hatte, was vermutlich
an meinem Alter lag. Eine Bekannte
meiner Mutter kam zu mir ins Zimmer
und bot mir ihre Hilfe an. Allein diese
Erinnerung ist schon seltsam, weil ich
mich an Freundschaften die meine
Mutter gehabt haben könnte nicht
erinnern kann. Meines Erachtens gab es
da auch nie irgendeine. Jedenfalls
stürmte plötzlich meine Mutter ins
Zimmer und rief energisch: "Nein, das
muss sie alleine schaffen."
Mit diesen Worten verließ sie mit ihrer
„Freundin" das Zimmer. Traurig blieb ich
allein zurück. Diese Erinnerung wirft für
mich einen Schatten und verdeutlicht,
wie schon früh der Druck da war, Dinge
alleine zu bewältigen.

Unter anderem erinnere ich mich daran, alleine mit 6 Jahren auf dem Schulhof zu stehen um eingeschult zu werden, ohne meine Eltern, Großeltern oder Geschwister an meiner Seite. Alleine mit einer Schultüte in der Hand die fast so groß war wie ich selbst. Diese Erinnerung weckt in mir Gefühle von Isolation und Verlassenheit. Es war ein prägender Moment, der mein emotionales Erleben geprägt hat.

In meiner Kindheit kam es außerdem zu einem Vorfall, der meine Beziehung zu meiner Mutter nachhaltig beeinflusst hat. Sie schnitt meine langen Haare so kurz, dass es in der Schule zu unangenehmen Kommentaren führte. Eine Mutter einer Mitschülerin sah mich erschrocken an stellte mir die Frage: „Kind, wer hat dir denn die Haare so verkrotzt?" Als ich zu Hause von diesem beschämenden Vorfall erzählte, wurde ich von meiner Mutter gefragt, was ich geantwortet habe. Natürlich nach dem Motto Kindermund tut

Wahrheit kund, die Wahrheit, nämlich, dass sie mir die Haare radikal abgeschnitten hatte. Die Reaktion meiner Mutter war darauf eine Ohrfeige, begleitet von den harten Worten: "Du bist vielleicht eine blöde Kuh."

Dieses Erlebnis hinterließ tiefe emotionale Narben und trug dazu bei, dass ich mich in meiner Selbstwahrnehmung verunsichert fühlte. Es war ein Moment, der verdeutlichte, dass Ehrlichkeit oft mit negativen Konsequenzen verbunden war. Vielleicht gerade zum Trotz verabscheue ich lügen!

Eine weitere Erinnerung aus meiner Kindheit, eine Situation, die mich bis heute beeinflusst.
Um mein Elternhaus zu erreichen musste ich als Kind einen steilen Berg hochlaufen. Alleine einkaufen zu gehen war nicht selten Beim tragen schwerer Tüten rissen eines Tages plötzlich die Henkel, und alles kullerte den Berg

hinunter, den ich vorher mühselig
versucht hatte hochzukommen. In dem
Moment fühlte ich mich überfordert
und hilflos. Traurig und erschöpft ging
ich zurück zum Laden, um von dem
Vorfall zu berichten und um neue Tüten
zu bitten. Dort angekommen, wurde ich
nicht nur mit dem Problem konfrontiert,
sondern auch unangemessen
angepöbelt. Der Ladenbesitzer betonte,
dass er auch andere Kunden habe, die
Tüten benötigten, und ließ mich spüren,
als sei ich eine zusätzliche Belastung.
Diese Erfahrung prägte mein
Verständnis von Selbstwertgefühl und
Unterstützung. Der Mangel an Empathie
in diesem Moment hat bis heute
Auswirkungen auf meine Art,
Herausforderungen anzugehen.

Ein Hund gab es In meiner Kindheit der
in der Garage unter äußerst
bedrückenden Bedingungen lebte. Das
ganze Jahr über, egal ob Winter oder
Sommer, musste sie zwischen Müll und
Altglas schlafen.

Die Lebensumstände waren nicht nur trostlos, sondern auch erniedrigend. Das Füttern erfolgte sporadisch, was zu zusätzlichem Leid führte.
Eine besonders schmerzhafte Erinnerung, war als wir Kinder feststellten, dass die Krallen des Hundes eine Länge erreicht hatten, dass sie in ihre Pfoten eingewachsen waren. Dies war nicht nur ein Zeichen für Vernachlässigung, sondern auch für das Ausmaß des Leids, dem unser Hund ausgesetzt war. Diese Erfahrung prägte mein Verständnis von Verantwortung und Empathie gegenüber Tieren und Menschen.

Die Anwesenheit meines Vaters fehlte fast völlig aufgrund seines Restaurantbetriebs.
Morgens, wenn wir zur Schule gingen, schlief er noch, und abends, wenn wir ins Bett mussten, war er noch nicht von der Arbeit zurück. Die emotionale Distanz war spürbar, verstärkt durch die Tatsache, dass meine Mutter tagsüber Affären hatte.

Die Familienkonstellation und die
Umstände schienen es schwierig zu
machen, sich jemandem anzuvertrauen.
Weder meine Geschwister noch ich
wagten es, uns dem Vater zu öffnen,
und auch untereinander gab es keine
Offenheit. Diese Stille und das
Schweigen haben bis heute
Auswirkungen und wirft die Frage auf,
warum sich fünf Kinder nicht wagten
sich jemandem anzuvertrauen ist mir bis
heute ein Rätzel. Es ist ein tief
verwurzelter Teil meiner Vergangenheit,
der viele Fragen und Unsicherheiten
aufwirft.

Ein weiterer prägender Moment meiner
Kindheit, spielte mit einer Freundin auf
unserer Terrasse, als mein Blick zufällig
durch ein Fenster der ins Wohnzimmer
fiel. Zu meiner Überraschung sah ich,
meine Mutter mit einem anderen Mann
küssend. Die plötzliche Konfrontation
mit dieser Szene löste nicht nur bei mir,
sondern auch bei meiner Mutter einen
Schock aus.
Nachdem sie mich am Fenster bemerkt

hatte, rief sie mich zur Haustür und bat
mich ins Innere. Der Weg dorthin führte
durch den unteren Teil des Hauses,
abgetrennt durch eine Zwischentür
führten Treppen nach oben dort begann
eine schmerzhafte Konfrontation. Bei
jedem Wort, begleiteten Schläge mit
den Worten: „Was - hast - du - gesehen -
was - hast - du – deiner Freundin -
erzählt?" waren ihre bohrenden Fragen.
Die Gewalt, die ich in diesem Moment
erlebte, machte meine Situation nicht
nur physisch schmerzhaft, sondern
belastete auch meine Seele. Mit harten
Worten schloss
meine Mutter die Konfrontation ab:
"Jetzt hör auf zu heulen, geh wieder
raus, und wehe, du sagst etwas." Dieses
traumatische Erlebnis hinterließ nicht
nur äußere Wunden, sondern
beeinflusst bis heute mein Verständnis
von Intimität, Kommunikation und
zwischenmenschlichen Beziehungen.

In unserem Geschwisterkreis von 5
Kindern, bestehend aus einer 2 Jahren
älteren Schwester, mir, einer 3 Jahre

jüngeren Schwester, meinem 6 Jahre jüngeren Bruder und meinem adoptierten Bruder, (die beiden Jungs trennt ein Altersunterschied von 5 Monaten)
Es ist mir sehr wichtig zu betonen, dass meine Liebe zu meinem adoptierten Bruder nicht von biologischen Verbindungen abhängt, sondern auf einer tiefen emotionalen Verbindung basiert, die über Blutsbande hinausgeht.

In unserer dynamischen Familiensituation wurde jeder von uns auf unterschiedliche Weise von den Herausforderungen geprägt. Insbesondere glaube ich, dass mein adoptierter Bruder von der belastenden Beziehung zu unserer Mutter besonders stark betroffen war.

Die Wege der individuellen Verarbeitung und Bewältigung sind vielfältig. Jedes Mitglied in unserer Familie hat auf einzigartige Weise mit den Herausforderungen mit Sicherheit zu kämpfen.

In dem komplexen Gefüge unserer familiären Verhältnisse wurde mein jüngerer Bruder als das "goldene Kind" bevorzugt, während sich der adoptierte Bruder als der "Sündenbock" markiert wurde. Eine Ausprägung des verdeckten Narzissmus. Dies zeigte sich deutlich in der Ressourcenverteilung, die sich auf unsere Zimmer und den Zugang zu Spielsachen erstreckte. Das "goldene Kind" erfreute sich an einem eigenen, wunderschön eingerichteten Zimmer, mit perfekt aufeinander abgestimmten Möbeln, Farben und einer Fülle von Spielsachen. Hingegen teilte sich der Sündenbock mit meiner jüngeren Schwester den Dachboden. Dieser Raum war nicht nur farblich unkoordiniert, sondern auch in Bezug auf Spielsachen eher spärlich ausgestattet.

Diese Ungleichheit ging über den materiellen Aspekt hinaus und prägte tiefe emotionale Wunden. Als Reaktion darauf kaufte ich mit meinem ersten Ausbildungsgehalt ein Fahrrad für den "Sündenbock", in dem Bemühen, Gerechtigkeit und Solidarität innerhalb

der Familie herzustellen. Die Reaktion
meiner Mutter war nur ein
„kopfschütteln." Diese Erlebnisse haben
bis heute Auswirkungen auf meine
Wahrnehmung von Gleichberechtigung
und Mitgefühl.
Nachdem unser Vater meine Mutter
verlassen hatte, trat unter anderem ein
alkoholkranker Mann in das Leben
meiner Mutter, was noch zusätzlich zu
einer äußerst belastenden
Familiensituation führte. Als ich den
Mut aufbrachte, um sexuelle Übergriffe
dieses Mannes zu offenbaren, stieß ich
auf Unglauben seitens meiner Mutter.
Ihre Reaktion, voller Misstrauen und der
Annahme, dass ich sie lediglich
auseinanderbringen wollte.
In den Momenten, in denen der
Lebensgefährte unter starkem
Alkoholeinfluss stand, eskalierte es mal,
dass beim Einschlagen einer
Fensterscheibe, mich Glassplitter ins
Auge trafen. Meine Tränen

hatten die Farbe Rot. Selbst in diesen extrem gefährlichen Situationen vermochte es meine Mutter nicht, die notwendige Schutzreaktion zu zeigen. Trotz der offensichtlichen Gefahr verbrachte sie sieben Jahre mit diesem Mann und uns Kindern. Die fehlende Unterstützung und das Unverständnis meiner Mutter in diesen kritischen Momenten hinterließen tiefe emotionale Wunden.

In einer Zeit, als ein weiterer Lebensabschnittsgefährte meiner Mutter bei uns wohnte, spielten sich in unserem Zuhause belastende Szenen ab. Dieser Mann wusste nichts von uns Kindern. Vermutlich ging er davon aus, dass sich auf der oberen Etage eine Familie mit Kindern wohnte. Bereits am frühen Abend mussten wir uns in den oberen Etagen des Hauses in unseren Zimmern leise aufhalten. Morgens gab sie mir Brot, Butter und einen Aufstrich. Damit übernahm ich die Verantwortung, die drei jüngsten Geschwister mit Schulbroten zu versorgen.

Es gab einen Vorfall, der die
angespannte Dynamik in unserer Familie
wiederholt verdeutlichte.

Meine Mutter vergaß einmal Butter
mitzugeben, und ich wagte es,
hinunterzugehen, um höflich darum zu
bitten.
Als sie die Tür öffnete, lag ein
bestimmten Blick in ihren Augen, als
würde sie sagen: "Wenn du mich jetzt
Mama nennst, hast du es hinter dir."
Trotz der beklemmenden Atmosphäre
sprach ich sie respektvoll an und
entschuldigte mich, bevor ich um etwas
Butter bat, da „unsere" Mutter sie beim
Einkauf vergaß. Ihr knapper Austausch
und der Blick in ihren Augen zeigten,
dass jede Erwartung einer Mutter-Kind-
Beziehung in diesem Moment geleugnet
wurde. Dennoch gelang es mir, die
benötigte Butter zu bekommen, und die
Tür schloss sich wieder.
Dieser Vorfall verdeutlicht die
herausfordernden Umstände, in denen
selbst alltägliche Anfragen von einem
Gefühl der Ablehnung begleitet waren.

Als mir ein anderer Lebensgefährte meiner Mutter erzählte, dass sie von ihm schwanger war und das Kind verloren hatte, war ich konfrontiert mit einer unerwarteten Enthüllung über meine Mutter. Diese Nachricht war besonders verwirrend, da meine Mutter kurz nach der Geburt meines jüngsten Bruders ihre Gebärmutter entfernt bekam. Die Widersprüche in dieser Geschichte lassen Raum für Unsicherheiten und werfen noch mehr Fragen auf.

In meiner Ausbildungszeit zur Altenpflege erlebte ich eine belastende Zeit im Altenheim, die mich so stark beeinträchtigte, dass ich nicht mehr in der Lage war, meine Ausbildung zu Ende zu bringen. Der Umgang mit den älteren Menschen dort war für mich zermürbend, und es blieb nur wenig Zeit für die grundlegende Pflege, Liebe und Zuwendung, die ältere Menschen benötigten. Diese Umstände empfand ich als unmenschlich und frustrierend. Als ich den Brief von meiner Mutter erhielt, (er wurde unter meiner Zimmertür durchgeschoben) der sich mit dem Abbruch meiner Ausbildung befasste, hinterließ er einen tiefen emotionalen Eindruck. Die Inhalte des Briefes sind heute nur noch vage in meiner Erinnerung, schmerzlich erinnere ich mich daran, dass meine Mutter darin zum Ausdruck brachte, dass es offensichtlich war, dass ich diese Herausforderung nicht bewältigen konnte, dass es ihr von vorne herein schon klar war und dass ich niemals etwas im Leben erreichen würde. Diese Erfahrungen haben nicht nur meine beruflichen Ambitionen beeinträchtigt, sondern auch tiefe emotionale Wunden hinterlassen.

Noch einige Punkte zusammengefasst die ein normales Verhalten einer Mutter anzweifeln lassen: -

 Allen Affären eine Schwangerschaft vorgetäuscht –

- Bei der Entwicklung des Körpers ausgelacht ob schon einen BH nötig wäre

- Mit ihr in der ambulanten
Krankenpflege arbeiten müssen (Ferien
und an den Wochenenden)
- Geld für sich behalten von der
Kommunion, Praktikum etc.
- Angst, Sorgen keine Unterstützung,
- Kaufsucht für sich…. Kinder wenig
Kleidung
- generell immer Unehrlichkeit
- niemand glaubt dir, weil sie nach außen,
der netteste Mensch auf Erden ist.
- Manipulation der Königsklasse
- ein hämisches Grinsen, wenn man sie
um was bittet
-heimlich ärgern, verwirren, schikanieren,
erniedrigen und abwerten
- unzählige Krankheiten uns Kindern
vorgetäuscht bis hin zum Krebs
-immer in Opferhaltung, ständiges
jammern
- keine Empathie
- alles dramatisieren
- als ich noch im Haus meiner Mutter
lebte, musste ich hohe Nebenkosten
zahlen, bis der Elektriker nachgewiesen
hatte, dass mein Stromzähler auf ihren

Verbrauch angeschlossen war und ihre
Kosten waren

Als ich endlich eine eigene Wohnung
hatte, und mir einen Hund zulegen
wollte, fragte ich meinen damaligen
Vermieter um Erlaubnis, er schien keine
Einwände zu haben, bat aber um
Bedenkzeit. Als ich ihn später erneut
darauf ansprach, teilte er mir jedoch mit,
dass er eigentlich nichts dagegen hat
aber meine
Mutter ihn kontaktierte und Bedenken
geäußert habe, dass ich nicht in der Lage
wäre, mich um einen Hund zu kümmern.
Danach gab es eine Zeit ohne Kontakt zu
meiner Mutter, ich kann mich nicht mehr
genau daran erinnern, wie es dazu kam,
dass der Kontakt wiederhergestellt
wurde. Es ist möglich, dass bestimmte
Umstände oder Ereignisse zu dieser
Veränderung geführt haben, aber die
genauen Details sind mir nicht mehr
präsent.

Nachdem ich einige Jahre friedlich mit
meinen Kindern in einem

Sechsfamilienhaus gelebt hatte, wurde die Wohnung neben mir frei. Zu meiner Überraschung entschieden sich meine Mutter und ihr jetziger Ehemann, die zuvor das Elternhaus verkauft hatten, dazu, in die freie Wohnung neben mir zu ziehen.

In Bezug auf den Umzug lag der Großteil der Arbeit auf meinen Schultern und denen des Sündenbocks. Wir haben das gesamte Elternhaus leergeräumt. Interessanterweise war meine Mutter bereits am Umzugstag in der neuen Wohnung und wartete darauf, dass wir nach und nach mit den Möbeln ankamen. Es fühlte sich an, als ob die Vorbereitungen und der Umzug selbst ungleich verteilt waren.

Da sie nun neben uns lebte bekam meine Mutter mit dass, durch einen Sturz meiner Schwiegermutter es dazu kam, dass ich meine Schwiegermutter einige Wochen bei
uns zu Hause pflegte. Meine Mutter, nun Nachbarin, erkundigte sich nach ihrem Wohlbefinden mit der Frage: "Wie geht

es deiner neuen Mama?" Dies verunsicherte mich, ich war der Meinung, dass ich mich verhört habe und bat meine Mutter die Frage zu wiederholen: "Wie geht es deiner neuen Mama?" Diese Frage löste in mir eine Mischung aus Verwirrung und Fassungslosigkeit aus.

In meinem Fall war es unumgänglich, den Kontakt zu meiner Mutter zu beenden. Mit der Zeit wurde mir immer klarer, wie sie die Macht hatte, uns fünf Geschwister gegeneinander auszuspielen. Dieses bewusste Ausspielen führte zu Spannungen und Unstimmigkeiten innerhalb der Familie. Der Abstand zu meiner Mutter ermöglichte mir, die Dynamik genauer zu erkennen und zu verstehen, wie tiefgreifend diese Einflüsse unsere Beziehungen beeinträchtigten. Das hat mich letztendlich dazu bewogen, klare Grenzen zu setzen und meine eigene emotionale Gesundheit zu priorisieren. Die Überlegung, den Kontakt zu meiner eigenen Mutter abzubrechen, hat mich anfangs mit vielen Gedanken und inneren Konflikten belastet. Es ist nicht leicht, sich von der gesellschaftlichen Erwartung zu lösen, dass man den Kontakt zu seinen Eltern aufrechterhalten sollte, besonders wenn es um die eigene Mutter geht. Die anfängliche Quälerei bestand darin, die Vorstellung zu überwinden, dass dieser Schritt als radikal oder ungewöhnlich betrachtet werden könnte.

Trotz dieser inneren Konflikte und der gesellschaftlichen Erwartungen habe ich jedoch nichts unversucht gelassen, einen gesunden Kontakt zu meiner Mutter aufrechtzuerhalten. Ich habe verschiedene Wege und Ansätze versucht, um die Beziehung zu verbessern, aber es schien keine nachhaltigen Veränderungen zu geben. Mit der Zeit wurde mir jedoch immer klarer, wie sehr meine Mutter die Macht hatte, uns Geschwister gegeneinander auszuspielen, und wie stark dies unsere familiären Beziehungen beeinträchtigte. Dieses bewusste Ausspielen und die damit verbundenen Spannungen wurden

zu einer Belastung, die meine eigene Lebensqualität beeinträchtigte.
Die Entscheidung, den Kontakt abzubrechen, war letztendlich eine schwierige, aber notwendige. Sie ermöglichte es mir, mich von diesem toxischen Einfluss zu lösen und klare Grenzen zu setzen, um meine emotionale Gesundheit zu schützen. Rückblickend betrachtet, kann ich heute sagen, dass es die beste Entscheidung war, die ich in dieser Situation treffen konnte. Es war ein Akt der Selbstfürsorge und der Priorisierung meines eigenen Wohlbefindens.
Die fortgesetzten Versuche meiner Mutter, über andere Menschen oder Nachrichten auf einem handschriftlichen Zetteln vor meiner Tür Kontakt zu mir aufzunehmen, sind nach wie vor eine anhaltende Herausforderung. Diese Art der Kontaktaufnahme, ob über Dritte oder Zettel, kann sicherlich belastend sein. Trotzdem habe ich im Laufe der Zeit gelernt, mit dieser Situation umzugehen, insbesondere weil ich mir bewusst über ihr narzisstisches

Verhalten bin. Ebenso auch ihre indirekten „Provokationen" wie z.B. selbstgeschriebene Schilder an ihrer Haustüre: not you again. Schön das du da bist und nicht hier!" Das versuche ich nicht zu bewerten und nicht als Nachricht für mich aufzufassen, denn ich habe die Wahl. Die Erkenntnis darüber, dass ihre Handlungen von narzisstischen Neigungen geprägt sind, hat mir ermöglicht, besser mit den emotionalen Auswirkungen umzugehen.

Dieses Wissen hilft mir, klare Grenzen zu setzen und mich vor den negativen Einflüssen zu schützen. Es ermöglicht mir auch, die Versuche meiner Mutter, Kontakt zu mir aufzunehmen, aus einer distanzierteren Perspektive zu betrachten und nicht mehr so stark von ihren Handlungen beeinträchtigt zu werden. Obwohl ihre Versuche, mich zu erreichen, fortbestehen, hat mein Verständnis für ihr Verhalten mir die Fähigkeit gegeben, effektiver damit umzugehen. Es ermöglicht mir, für mein eigenes Wohlbefinden zu sorgen und

dabei gleichzeitig klare Grenzen zu
wahren.

Die enge Beziehung zu meinem Bruder,
der in unserer Kindheit als der
Sündenbock betrachtet wurde, prägt
unseren Alltag, und wir sprechen
regelmäßig über unsere gemeinsame
Vergangenheit. Es ist bemerkenswert,
wie tiefgreifend die Auswirkungen dieser
Vergangenheit sind und wie sehr sie sich
auf unser gegenwärtiges Wohlbefinden
auswirken. Unsere Dialoge über diese
Themen sind oft emotional und
reflektieren die Herausforderungen, die
wir durchlebten. Trotz der Schwere
dieser Themen schätzen wir die
Gelegenheit, offen darüber zu sprechen
und einander zu unterstützen. Es gibt uns
die Möglichkeit, gemeinsam zu wachsen
und zu heilen. Diese Gespräche werfen
ein Licht darauf, dass wir auch heute
noch unter den Erfahrungen unserer
Kindheit leiden. Dennoch mit dem
heutigen Wissen kommen wir damit gut
zurecht. Den jetzt ist haben wir

Erkenntnis und die Wahl im Hier und jetzt zu leben. Wenn ich bemerke, dass meine Gedanken sich wieder zu sehr in der Vergangenheit aufhalten, nehme ich tief Luft und hole mich ins hier und jetzt zurück denn **jetzt** ist es gut. Ich entscheide über wen ich mich aufrege und wem ich damit die Macht über mich gebe. Auch wenn ich es bis heute nicht getan haben, könnte es hilfreich sein, professionelle Unterstützung in Betracht zu ziehen, um Umgang mit den traumatischen Erfahrungen der Kindheit weiter zu vertiefen und zu bewältigen.

In der Psychologie und insbesondere im Kontext von narzisstischen Persönlichkeitsstörungen wird der Begriff

"goldenes Kind" verwendet, um eine spezifische Dynamik innerhalb einer Familie zu beschreiben. Bei einer narzisstischen Mutter kann es zu einer unterschiedlichen Behandlung ihrer Kinder kommen, und das goldene Kind spielt dabei eine besondere Rolle innerhalb dieses Systems.

Im Kontext des verdeckten Narzissmus innerhalb einer Familie können zwei unterschiedliche Rollen für Kinder auftreten: das "**Goldene Kind**" und der "**Sündenbock**".

Hier sind die Unterschiede:

1. Goldenes Kind:
 - Das goldene Kind ist oft das Kind, das von der narzisstischen Mutter bevorzugt wird.
 - Es erhält besonders positive Aufmerksamkeit, Lob und Bestätigung.
 - Die Mutter projiziert ihre eigenen Wünsche
und Vorstellungen auf das goldene Kind.
 - Die Erwartungen an das goldene Kind sind hoch, und es wird oft als perfekt oder überlegen dargestellt.
 - Die Geschwister können Eifersucht oder Missgunst gegenüber dem goldenen Kind

empfinden. Man muss aber wissen, dass
das goldene Kind dadurch keineswegs ein
Vorteil
hat, sondern selbst darunter leiden
könnte.

2.   Sündenbock:
- Das Sündenbock-Kind hingegen wird oft
für familiäre Probleme verantwortlich
gemacht.
- Es erhält übermäßige Kritik,
Schuldzuweisungen und negative
Projektionen seitens der narzisstischen
Mutter.
- Die Mutter lenkt oft von ihren eigenen
Schwächen ab, indem sie das
Sündenbock-Kind als Ursache für
Probleme darstellt.
- Das Sündenbock-Kind kann es
der Mutter niemals Recht machen.
- Geschwister können möglicherweise mit
der Zeit mit dem Sündenbock-Kind
sympathisieren oder sich gegen die
Vorwürfe der Mutter wehren, nicht
selten darauf eingehen und zusätzlichen
den Sündenbock belasten.

Er durchschaut den Schwachsinn und die Lügen

Es ist wichtig zu betonen, dass diese Rollen in einem verdeckten narzisstischen Umfeld oft subtil und schwer zu erkennen sind. Die Dynamik kann auch wechseln, und Kinder können zwischen den Rollen wechseln oder verschiedene Aspekte beider Rollen erleben. In jedem Fall können solche familiären Muster langfristige Auswirkungen auf die emotionale Gesundheit der Kinder haben, und professionelle Unterstützung ist oft notwendig, um dies zu verstehen und zu bewältigen.

Beachte, dass die Begriffe wie "goldenes Kind" und "Sündenbock" Modelle sind, um bestimmte Verhaltensmuster zu erklären, und dass nicht jede Familie, in der narzisstische Merkmale vorhanden sind, zwangsläufig diese Muster aufweist.

Der Verdeckte Narzissmus, Gaslighting
und Flying Monkeys

Das sind manipulative Verhaltensweisen
und einem ständigen Bedürfnis nach
Bestätigung und Bewunderung.

Gaslighting

Gaslighting ist eine Taktik der
emotionalen Manipulation, bei der eine
Person oder Gruppe versucht, eine
andere Person an ihrer
eigenen Wahrnehmung der Realität zu
zweifeln zu lassen. Dies geschieht durch
wiederholtes Leugnen, Lügen und
Verdrehen von Fakten, was das Opfer
verwirrt und unsicher macht. Ziel des
Gaslightings ist es, die Kontrolle über
das Opfer zu erlangen und es zu
destabilisieren, so dass es sich auf den
Gaslighter verlässt.

Flying Monkeys

"Flying Monkeys" sind Menschen, die von einem Narzissten manipuliert werden, um dessen Opfer weiter zu belästigen, zu manipulieren oder zu diskreditieren.
In der Psychologie und bei narzisstischem Missbrauch beschreibt der Begriff jene, die die Arbeit des Narzissten erledigen, oft ohne zu wissen, dass sie manipuliert werden. Sie können Familienmitglieder, Freunde oder
Kollegen sein, die der narzisstischen Person zur Seite stehen und das Opfer angreifen oder isolieren.

Zusammenhang zwischen den Begriffen Verdeckter Narzissmus, Gaslighting und Flying Monkeys sind oft miteinander verbunden und treten gemeinsam in missbräuchlichen Beziehungen auf. Ein verdeckter Narzisst kann Gaslighting einsetzen, um das Opfer zu manipulieren und seine Wahrnehmung zu verdrehen. Gleichzeitig kann der

Narzisst Flying Monkeys einsetzen, um das Opfer weiter zu isolieren und zu kontrollieren. Diese Menschen helfen dem Narzissten, indem sie dessen Version der Realität unterstützen und das Opfer zusätzlich unter Druck setzen. Insgesamt handelt es sich um komplexe und schädliche Verhaltensweisen, die oft tiefgreifende emotionale und psychologische Auswirkungen auf die Betroffenen haben.

Wenn du in einem Umfeld aufgewachsen bist, das von verdecktem Narzissmus geprägt war, kann dies tiefe emotionale Wunden hinterlassen. Die Heilung beginnt oft mit der bewussten Auseinandersetzung mit den erlebten Traumata. Die Suche nach professioneller therapeutischer Unterstützung bei einem Psychologen oder Therapeuten, der auf Traumabewältigung spezialisiert ist, kann dir helfen, deine Gedanken und Gefühle zu sortieren. Selbstreflexion spielt ebenfalls eine bedeutende Rolle. Das Hinterfragen von Überzeugungen, die dir möglicherweise aufgezwungen wurden, und das Entwickeln einer eigenen, authentischen Identität können stärkend sein. Der Austausch mit Menschen, die Erfahrungen mit verdecktem Narzissmus gemacht haben, kann ebenfalls unterstützend sein, sei es in Selbsthilfegruppen oder durch soziale Netzwerke. Es ist wichtig, sich Zeit zu nehmen und sich selbst zu erlauben, zu heilen. Bildung über die historischen Hintergründe und Mechanismen des Narzissmus kann auch dazu beitragen, ein tieferes Verständnis zu entwickeln. Beachte jedoch, dass dieser Prozess individuell ist, und es ist vollkommen in Ordnung, professionelle Hilfe in Anspruch zu nehmen, um durch diese Herausforderung zu navigieren.

In deiner individuellen Reise der spirituellen Heilung könntest du dich zunächst mit Fragen zu deinen inneren Überzeugungen und Werten auseinandersetzen. Das Erleben von verdecktem Narzissmus kann oft das Selbstwertgefühl beeinträchtigen, und spirituelle Praktiken können einen Raum bieten, um sich mit der eigenen inneren Kraft und Resilienz zu verbinden. Meditation, Gebet oder Achtsamkeitsübungen können Wege sein, um inneren Frieden zu finden und sich von belastenden Emotionen zu befreien. Die Reflexion über deine persönliche Definition von Liebe, Mitgefühl und Selbstakzeptanz könnte ebenfalls eine Rolle spielen. Es ist wichtig zu betonen, dass spirituelle Heilung nicht isoliert betrachtet werden sollte. Professionelle Unterstützung, sei es durch Therapeuten, Berater oder spirituelle Mentoren, kann einen unterstützenden Rahmen bieten. Der Austausch mit Menschen, die ähnliche Erfahrungen gemacht haben, könnte auch inspirierend und ermutigend sein.

Die Reise der spirituellen Heilung ist individuell, und es ist entscheidend, deinen eigenen Weg zu finden, der zu deinem Wohlgefühl und inneren

Gleichgewicht beiträgt.
In deiner persönlichen Reise, die von verdecktem Nazismus geprägt war, könnte die Kultivierung von Selbstliebe ein tiefgreifender Prozess sein. Es könnte bedeuten, sich bewusst von den schädlichen Überzeugungen zu distanzieren, die in diesem Umfeld vermittelt wurden, und die eigene Identität unabhängig von diesen Einflüssen zu definieren.

Eine therapeutische Begleitung kann in dieser
Hinsicht wertvoll sein, um Traumata zu verarbeiten und unterstützende Werkzeuge für den Umgang mit den erworbenen emotionalen Belastungen zu entwickeln. Das bewusste Hinterfragen und Neuformulieren von Glaubenssätzen, könnte dabei eine Rolle spielen.

Diese Reise ist individuell und erfordert Zeit und Geduld. Es fordert Herausforderungen und Meilensteine. Am wichtigsten ist die Erkenntnis, denn

wenn man die Erkenntnis dazu gewonnen
hat, ist auch eine Heilung möglich.

"DU BIST LIEBE"

Aus meiner eigenen Perspektive hat die
Aussage "Du bist Liebe", die Bedeutung
das die Liebe bereits in mir vorhanden ist,
unabhängig von äußeren Umständen
oder Einflüssen. Selbstakzeptanz und
Entfaltung meiner inneren Liebe, hilft
mir, Frieden und Erfüllung zu finden.
Dieser Gedanke inspiriert mich nach
innen zu schauen, und die Quelle der
Liebe in mir selbst zu erkennen und sie
dann mit anderen zu teilen.

In meiner eigenen Erfahrung des

Aufwachsens unter verdecktem Narzissmus habe ich erkannt, wie wichtig es ist, aktiv an meiner Heilung zu arbeiten. Das bedeutet für mich, bewusst meine Gedanken und Überzeugungen zu reflektieren, um schädliche Muster zu durchbrechen. Selbstliebe ist elementar.

Um anderen zu helfen, teile ich meine Erfahrungen und Erkenntnisse. Um das Bewusstsein für verdeckten Narzissmus zu schärfen und Menschen zu ermutigen, sich professionelle Unterstützung zu suchen, ist mir ein Anliegen.

Es ist eine kontinuierliche Reise. Der Austausch von Erfahrungen kann eine Quelle der Unterstützung sein, aber professionelle Hilfe spielt oft eine entscheidende Rolle auf dem Weg zur Heilung.

Aus meiner eigenen Sichtweise hat die Trennung von meiner Mutter, die von verdecktem Narzissmus geprägt war, zu einer positiven Veränderung in meinem Leben geführt. Die Entscheidung, diese belastende Beziehung zu beenden, hat es mir ermöglicht, mich auf meine eigene Heilung zu konzentrieren und ein Umfeld zu schaffen, das meinem Wohlbefinden förderlich ist. Durch Selbstreflexion, Unterstützung meines wundervollen Ehemannes, meinen drei wundervollen Kindern, einen wundervollen Bruder, den liebevollen Sündenbock, habe ich Wege gefunden, mich von den negativen Auswirkungen der vergangenen Beziehung zu befreien. Das Bewusstsein für meine eigenen Bedürfnisse und die Schaffung gesunder Grenzen haben einen positiven Einfluss auf mein emotionales Wohlbefinden.

Heilung, Reflektionen, Eigenverantwortung
schlägst du den Weg der Befreiung ein?

Verdeckte Narzissten neigen dazu, empfindlich auf Kritik zu reagieren, sich oft als Opfer zu sehen und können tiefsitzende Gefühle von Unsicherheit und Minderwertigkeit haben, die sie durch subtile Manipulation und passiv-aggressives Verhalten zu kompensieren versuchen.

Heilung und Umgang mit verdecktem Narzissmus:

1.Abstand und Grenzen setzen:

-Distanzierung

Der erste Schritt zur Heilung kann oft der physische oder emotionale Abstand zu einer narzisstischen Person sein. Dies gibt Dir die

Möglichkeit, dich selbst zu schützen und zu erholen.
-Gesunde Grenzen:

Klare und konsequente Grenzen sind entscheidend, um sich vor manipulativen

Taktiken zu schützen. Dies bedeutet,
"Nein" zu
sagen um Deine eigenen Bedürfnisse und
Gefühle zu priorisieren.

2.Selbstüberschätzung

-Realistische Selbsteinschätzung:

Arbeite daran, eine realistische und
gesunde Sicht auf Dich selbst zu
entwickeln. Dies beinhaltet das
Erkennen sowohl Deiner Stärken als
auch Deine Schwächen ohne
übermäßige Selbstkritik oder
Selbstüberschätzung.
- Selbstwertgefühl stärken: Stärke Dein
Selbstwertgefühl durch positive
Selbstbestätigung und die Anerkennung
Deiner Erfolge und Fähigkeiten.

3.Konfliktvermeidung:

- Konfliktfreies Umfeld: Versuch Streit

und Auseinandersetzungen zu vermeiden, indem Du ruhig und sachlich bleibst. Das Ziel ist es, nicht in die emotionalen Spielchen eines Narzissten verwickelt zu werden.

  - Kommunikationsstrategien: Nutze effektive Kommunikationsstrategien wie das Setzen von klaren Grenzen und das Verwenden von "Ich-Botschaften", um Missverständnisse und Konflikte zu minimieren.

4.ProfessionelleUnterstützung:

  - Therapie: Die Unterstützung durch einen Therapeuten kann sehr hilfreich sein, sowohl für den Umgang mit einer narzisstischen Person als auch für die eigene Heilung Therapeutische Techniken wie kognitive Verhaltenstherapie können dabei helfen, negative Denkmuster zu verändern und gesunde Verhaltensweisen zu entwickeln.

- Selbsthilfegruppen: Der Austausch mit anderen Betroffenen in Selbsthilfegruppen kann ebenfalls sehr unterstützend sein und das Gefühl der Isolation verringern.

Fazit:

Die Heilung von den Auswirkungen verdeckten Narzissmus erfordert Zeit, Geduld und eine bewusste Anstrengung, sich selbst zu schützen und zu stärken. In dem Du Abstand warst, gesunde Grenzen setzt, eine realistische Selbsteinschätzung pflegst und Konflikte vermeidest, kannst Du Deine eigene psychische Gesundheit fördern und eine positive Veränderung in deinem Leben bewirken.

Nicht selten kreuzen mehrere Menschen dieser Art unseren Lebensweg. Natürlich, weil wir uns in dieser Energie befinden und gleiches zieht nun mal gleiches an. Deswegen wundert es mich heute nicht, dass ich inklusive meiner

Mutter, 3x die Bekanntschaft eines
Narzissten erfahren durfte.

Heute, bin ich Dankbar. Dankbar für
diese Erkenntnis. Jetzt weiß ich, worauf
ich meinen Fokus lege.
Es liegt in meiner Hand zu wählen, mich
als Opfer zu sehen, immer und immer
wieder in die Vergangenheit zurück zu
kehren und mich von alten
Glaubenssätzen und negativen

Gedanken selbst runterzuziehen,
(wie schwer ich es doch hatte, wie
traurig und enttäuscht ich wurde)
oder mit der Erkenntnis mich auf das
JETZT und HIER zu fokussieren.
Denn JETZT ist es gut.
Ich bin dankbar um das Wissen welches
ich über den verdeckten Narzissmus
erfahren durfte, dass es endlich vorbei
ist, dass ich ein guter Mensch bin und
mir von nichts und niemanden mehr
was anderes einreden lassen werde. Ich
habe die Macht über mich und meine
Gedanken.

Die Herausforderung der ich täglich
ausgesetzt bin, weil wir nebeneinander
wohnen, und die Situation manchmal so
ist, dass wir uns in der Waschküche, im
Treppenhaus oder an der Haustüre
begegnen ist mir bewusst, nur kann
heute besser damit umgehen.
Wir sagen uns keine Tageszeit mehr,
kein guten Morgen, guten Abend oder
Hallo.
Kurze Zeit zuvor hatte ich dies aus
Anstand und Freundlichkeit getan. Am
Abend lag dann meine Wäsche, die sich
zuvor in der gemeinsamen Waschküche
im Trockner befand, zusammengelegt
vor meiner Haustüre.
Jemand der keine Erfahrung mit
verdecktem Narzissmus hat würde nun
sagen: „ach, das ist aber nett und so
schlimm kann sie ja nicht sein". Weit
gefehlt, das sind berechnete
Annährungsversuche. Das ich wieder
dankbar bin, sie lobe etc. Sie tut NICHTS
ohne einen Nutzen für sich selbst
rauszuschlagen oder mir ein schlechtes
Gewissen zu machen, um mich wieder in
ihr toxisches Spinnennetz zu verwickeln,

wie unzählige Male in der
Vergangenheit. Nicht selten gab es viele
überteuerte Geschenke, auch von ihrer
Kaufsucht in mehrfacher Ausführung.

Ein paar Tage später begegneten wir uns
im Hausflur und da ich mich nicht bei ihr
gemeldet habe, um mich für das falten
meiner Wäsche zu bedanken, kassierte
ich von ihr einen bösen Blick der Bände
sprach.

Als ich damals den Entschluss gefasst
hatte endgültig den Kontakt zu ihr
abzubrechen, habe ich dies soweit es
mir möglich war, höflich versucht ihr zu
erklären, dass ich darunter leide, ständig
das schlechte, was sie überwiegend zu
erzählen hatte zu ertragen.

Dass ich dies nicht aus Strafe zu ihr
mache, sondern aus Liebe zu mir.
Natürlich endete das in einem Drama.
Einzelheiten erspare ich uns allen an
dieser Stelle.

Da ich ihr Verhalten in allen Jahren schon leidend sowie jammernd erlebt hatte, konnte ich in diesem Moment auch nichts mehr fühlen. Gar nichts. Keine Liebe. Kein Hass, kein Mitgefühl, keine Traurigkeit, keine Wut einfach nichts.

Aus meiner Sicht ist der Umgang mit verdecktem Narzissmus und dem Kontaktabbruch, eine schwierige, aber notwendige Reise, die viel Selbstliebe und Achtsamkeit erfordert. Indem ich nun Abstand halte und gesunde Grenzen setze, schütze ich nicht nur mich selbst, sondern schaffe auch Raum für mein inneres Wachstum. Eine liebevolle und realistische Selbsteinschätzung hilft mir, meine Stärken zu erkennen und meine Unsicherheiten zu akzeptieren, ohne mich von ihnen beherrschen zu lassen. Streit zu vermeiden und auf eine friedliche Kommunikation zu setzen, schenkt mir inneren Frieden und bewahrt die Harmonie in meinen Beziehungen.

Der Austausch mit anderen Betroffenen
geben mir Halt und Zuversicht, dass ich
nicht allein bin und

DAS BIST DU AUCH NICHT!

Diese Schritte, die ich mit Liebe und
Geduld gehe, führen mich zu mehr
Selbstwertgefühl und einem erfüllteren
Leben.
Mach du dir bitte keine Vorwürfe, wenn
du zu gut warst, zu durchblicken wie
sehr du lange Zeit manipuliert wurdest.
Du allein entscheidest, wie viel Macht
jemand über dich hat. Nämlich genauso
viel, wie du zulässt.
Bestenfalls: kein Kontakt oder radikale
Abgrenzung aus Selbstliebe. Mit jedem
Tag ohne Kontakt heilst du. Lass dich
nicht mehr auf diesen MINDFUCK ein.
Narzissten verändern nur ihre Opfer,
NIEMALS sich selbst.

Sei dir im klarem das Flashbacks und
Erinnerungen dich zurückwerfen
können. Steh wieder auf und mach
weiter...für dich. Du schaffst das und

noch viel mehr. Dein Selbstwert wird wieder aufgebaut, lass dir die Zeit die du dafür brauchst. Hab Geduld und Verständnis mit dir. Egal wie klein die Schritte sind, geh sie und sei stolz auf dich für jeden Schritt den du geschafft hast, sei er noch so klein. Niemand verlangt es von dir, dass alles alleine zu schaffen, verlang es also auch nicht von dir. Scheue dich nicht davor professionelle Hilfe zu holen. Es ist keine Schande und oft notwendig, um wieder auf die Füße zu kommen. Bleib stark, dreh dich nicht um, schau auf DEINEN Weg, du weißt was dich erwarte, wenn du umdrehst, das Spiel wird von vorne beginnen. Schütze dich in dem du Selbstliebe und Selbstbewusstsein verinnerlichst. Du musst wissen was du dir SELBST-WERT bist und darfst keinen Platz mehr für Energievampire in deinem Leben lassen. Der Weg der Heilung ist mühsam, keine Frage, er ist unterschiedlich lang und schwer, dennoch haben unsere Wege etwas gemeinsam nämlich, dass wir ihn

GEHEN müssen. Sei diszipliniert bei deinen Emotionen und Gedanken, die dich immer wieder in alte Muster zu drängen versuchen. Geh in die Eigenverantwortung und schütze dich. Weil du es wert bist und nur das Beste verdient hast.

Du hältst, diese Zeilen in Deinen Händen, weil JETZT die Zeit ist, in Deinem Leben etwas zu ändern. Du kannst das!
Das Gesetzes der Anziehung, sprich: Ursache =Wirkung, wird dich unterstützen. Richte Deinen Fokus auf Dich, Deine Atmung, der LIEBE in Deinem Herzen und es ändert sich alles. Nenne es wie Du willst, Zufall, Gottes Wille, der des Universums „Whatever".
Du hast ein Recht auf ein glückliches Leben.
Das sage ich dir nicht, weil ich es glaube, sondern weil ich es weiß!

Du bist genug! Du bist genau richtig, so wie du bist, dass warst du schon immer und lass Dir nie wieder etwas anderes einreden!

Entscheide dich für dich!

JETZT!

FÜHL DICH GANZ LIEBEVOLL UMARMT!

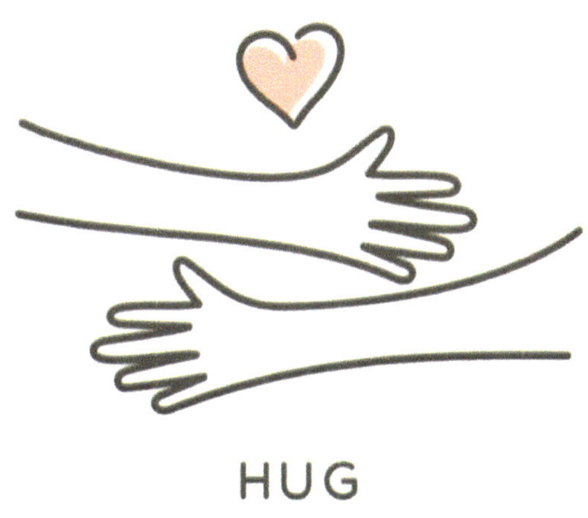

HUG

© 2024 Elanadi Phoenix
Verlag: BoD • Books on Demand GmbH,
In de Tarpen 42, 22848 Norderstedt
Druck: Libri Plureos GmbH, Friedensallee
273, 22763 Hamburg
ISBN: 978-3-7597-7577-1